EXPÉRIENCES NOUVELLES

SUR LES

VAPEURS D'ÉTHER.

EXPÉRIENCES NOUVELLES

SUR LES

VAPEURS D'ÉTHER

EXPLIQUANT

LES DIFFÉRENTES CAUSES DES INSUCCÈS

ET DES ACCIDENTS NERVEUX

Qui se manifestent quelquefois pendant l'éthérisation.

Moyens à employer pour prévenir ces accidents;

PAR

A. DELABARRE FILS,

Docteur en médecine,
Chirurgien-dentiste de l'hôpital des Enfants-Trouvés et Orphelins de Paris,
auteur du *Guide du praticien dans l'administration des vapeurs d'éther*,
de plusieurs Mémoires sur le redressement des dents mal rangées
et sur la dentition des enfants, etc., etc.

PARIS,

CHEZ L'AUTEUR, 14, RUE DE LA PAIX;

ET CHEZ VICTOR MASSON, LIBRAIRE,

Place de l'École-de-Médecine, 1.

1847

Combattre par de simples arguments des hommes aussi éminents dans la science que ceux qui se sont déclarés tout d'abord, et sans examen suffisant, les adversaires de l'éthérisation, c'eût été se montrer par trop prétentieux, et s'exposer à rester au-dessous de sa tâche.

Mais à des écrits opposer des faits et des expériences auxquelles tout incrédule est convié, c'est jeter sur la question un jour trop éclatant pour qu'on puisse parvenir à l'obscurcir.

Dans l'intérêt de l'art de guérir, il était important de savoir positivement si l'éthérisation était ou non une découverte dont l'humanité pût retirer des avantages réels.

J'ai acquis la certitude que cette question doit être résolue par l'affirmative, et, si je regrette de me trouver sur ce point en désaccord avec quelques savants dont je vénère au plus haut degré le mérite, c'est que bientôt tous les détracteurs de l'éthérisation se verront forcés de se retrancher derrière cet aphorisme si connu : *Errare humanum est.*

EXPÉRIENCES NOUVELLES

SUR LES

VAPEURS D'ÉTHER.

***

Diversité des opinions sur l'emploi des vapeurs d'éther.

La diversité des opinions sur l'emploi des vapeurs d'éther, comme moyen d'anéantir la sensi-

(*) Cet ouvrage fait suite et sert de complément à la brochure du même auteur intitulée : *Guide du praticien dans l'administration des vapeurs d'éther*, chez Victor MASSON, 1, place de l'École-de-Médecine.

bilité chez les individus qui doivent subir des opérations chirurgicales, me fait un devoir de publier une série d'expériences auxquelles je me suis livré, dans le but de connaître les véritables causes des accidents nerveux et autres qui s'observent souvent pendant l'application de la nouvelle découverte.

J'ai cherché à savoir si ces accidens étaient inévitables chez certains individus, ou bien si on ne devait pas plutôt les attribuer à une mauvaise administration des vapeurs d'éther, auquel cas il devenait possible de les prévenir.

Par ce qui suit on verra qu'il était naturel de conclure dans ce dernier sens, ainsi que j'avais déjà cru pouvoir le faire dans un écrit précédent sur cette matière.

Des appareils à éthériser.

On se sert généralement aujourd'hui d'appareils au moyen desquels on peut proportionner, d'une manière déterminée, les quantités d'air et de vapeur d'éther que l'on fait aspirer aux malades pour les rendre insensibles pendant les opérations chirurgicales.

Appareil.

Prenons le dernier modèle de l'appareil Charrière, dont nous donnons ici la figure, et nous verrons :

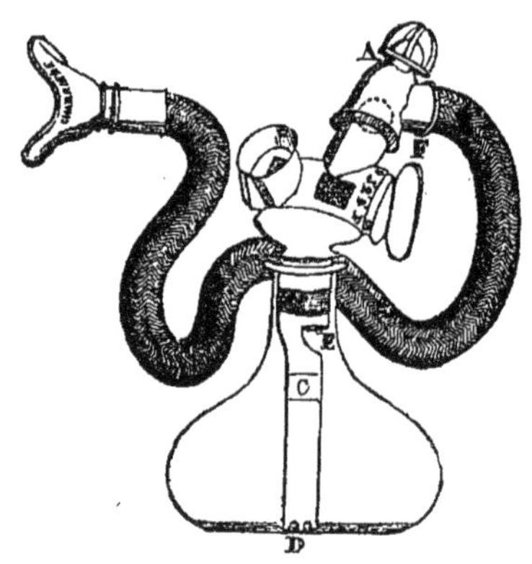

Premièrement, — Qu'en ouvrant au numéro 1 le robinet adapté à cet appareil, nous établissons un courant composé d'une partie de vapeur d'éther sur quatre parties d'air atmosphérique.

Secondement, — Qu'en ouvrant le robinet au n° 2, le courant se compose de deux parties de vapeurs d'éther sur trois parties d'air atmosphérique.

Troisièmement, — Qu'au n° 3, nous obtenons parties égales de vapeurs d'éther et d'air atmosphérique.

Quatrièmement, — Qu'au n° 3 1/2, nous avons trois parties de vapeurs d'éther sur deux parties d'air.

Cinquièmement, — Que le n° 4 donne quatre parties de vapeurs d'éther sur une d'air seulement.

Sixièmement enfin, — Qu'arrivé à la lettre O, les sujets n'aspirent plus que des vapeurs d'éther.

Graduation des doses.

Assez souvent, lorsqu'on suit cette graduation dans l'administration des vapeurs d'éther, on obtient une éthérisation parfaite.

Cependant, il faut bien le remarquer, ces doses ne conviennent pas également à tous les sujets.

Un grand nombre d'entre eux souffrent tellement du passage d'une dose à une autre tout entière, qu'ils préfèrent renoncer à l'épreuve.

Importance du fractionnement des doses.

Dans le cas dont nous venons de parler, il convient de fractionner encore ces doses élémentaires, ce qui se pratique avec une grande facilité, en n'ouvrant le robinet que d'un demi-numéro seulement, ou même d'un quart de numéro.

Ce mode d'administration des vapeurs d'éther est particulièrement indiqué pour les personnes dont l'imagination est effrayée par les rapports qui ont pu leur être faits sur les divers accidents qu'on attribue à l'éthérisation, ou bien encore pour celles dont le système nerveux est doué d'une extrême sensibilité.

C'est en s'abstenant de suivre cette méthode que l'on voit survenir des accidents nerveux plus ou moins graves chez un grand nombre d'individus, ainsi qu'on va le voir.

En fractionnant les doses, au contraire, il n'est guerre de sujets dont la constitution s'oppose à une éthérisation satisfaisante.

Des constitutions particulières.

On pourrait cependant exclure de cette règle générale ces organisations particulières, appartenant à des êtres malheureux qui n'éprouvent rien comme tout le monde, et chez lesquels le moindre bruit ou la moindre odeur éveillent les émotions les plus pénibles.

Néanmoins, je dois faire observer qu'en administrant les vapeurs d'éther par doses fractionnées, j'ai réussi à éthériser avec un plein succès des sujets qui avaient été jugés incapables de pouvoir jamais supporter cette épreuve.

But des expériences.

Afin d'arriver à prouver que les insuccès et les accidents qui accompagnent parfois l'éthérisation ne sont dus qu'à une mauvaise administration des vapeurs d'éther, j'ai dû me livrer aux expériences suivantes :

1re Série.

Premier genre d'expérience. — Si l'on fait aspirer long-temps à des sujets la dose de vapeur d'éther correspondante au n° 1 du robinet adapté à l'appareil Charrière, et qu'on n'augmente pas cette dose, les malades éprouvent, au bout d'un certain temps, une espèce d'*étourdissement,* qui leur donne à penser qu'ils vont s'endormir ; mais bientôt cet effet se dissipe, et ils se réveillent tout à coup, sous l'influence d'une réaction nerveuse plus ou moins marquée.

Deuxième genre d'expérience. — Si des sujets aspirernt méthodiquement, c'est-à-dire de façon à s'y habituer sans secousse, ainsi que je l'ai indiqué en commençant, d'abord la dose correspondante au nº **1**, puis, la dose nº **2**, et qu'on les laisse long-temps sous l'influence de cette seconde dose, il se produit chez eux un commencement d'*engourdissement*, auquel succède bientôt une excitation nerveuse, beaucoup plus remarquable qu'après la première expérience.

Cette excitation, chez quelques uns, tourne à la fureur; chez d'autres à la tendresse, suivant la disposition actuelle de leur imagination.

Il faut le dire, dans ce cas les malades sont comme enivrés par l'éther, et peuvent se livrer à tous les excès qu'engendre l'ivresse. Heureusement le grand air les rend en un instant à la raison, car cette ivresse n'a aucune durée, elle laisse seulement subsister chez quelques personnes une irritation nerveuse fort désagréable. Nous indiquerons le moyen de prévenir cet accident.

Troisième genre d'expérience. — Si, après avoir fait aspirer, toujours méthodiquement, les doses correspondantes aux trois premiers degrés du robinet, nous nous arrêtons à cette dernière dose, elle suffira pour déterminer l'insensibilité chez un grand nombre de sujets : aussi est-il essentiel, avant de passer à un numéro plus élevé, de s'assurer qu'ils sont encore sensibles, car on verra plus loin à quels accidents on pourrait les exposer sans cette sage précaution.

Si l'insensibilité est constatée, il faut opérer immédiatement ; sinon, on administre progressivement de nouvelles doses de vapeur d'éther, avec les mêmes précautions, et jusqu'à ce qu'on ait obtenu une parfaite insensibilité.

Presque jamais il n'est nécessaire de pousser jusqu'à la lettre O, dose à laquelle personne ne résiste, ainsi que j'en ai acquis la certitude.

Principe fondamental.

En thèse générale :

Si l'on persiste trop long temps à administrer une dose de vapeur d'éther insuffisante pour déterminer l'insensibilité chez un sujet, elle finit toujours, au bout d'un certain temps, par exciter une plus ou moins forte réaction nerveuse.

Accidents nerveux attribués à l'éther.

C'est dans la réaction dont nous venons de parler que se trouve en partie le secret de ces accidents nerveux dont les adversaires passionnés de l'éthérisation se sont fait une arme contre elle, sans malheureusement réfléchir qu'il pouvait bien se faire que ces accidents fussent dus à une mauvaise application de cette admirable découverte.

En effet, dans le principe, la vertu stupéfiante de

l'éther nous fut seule annoncée; quant à l'application, chacun se trouva livré aux suggestions plus ou moins heureuses de son esprit : aussi a-t-on pu remarquer que les accidents se renouvelaient presque toujours entre les mêmes mains.

Tandis que les uns étaient constamment heureux, les autres, au contraire, n'éprouvaient que des insuccès.

C'est qu'en effet ceux qui se servaient avec prudence d'appareils approchant de la perfection réussissaient à peu près, tandis que ceux qui employaient des appareils dont la combinaison était moins bonne échouaient, et attribuaient leur mauvaise réussite à une *idiosyncrasie* particulière des sujets qu'ils soumettaient à leurs expériences, prétendant que certaines constitutions résistaient à l'action des vapeurs d'éther ; ce qui est entièrement erroné, ainsi que j'ai pu m'en convaincre.

Accidents provenant de la mauvaise construction des appareils.

D'après ces premières observations, n'est-il pas évident que des appareils mal construits sont incapables de déterminer l'insensibilité chez un grand nombre de sujets, et ne peuvent qu'exciter en eux des crises de nerfs plus ou moins violentes.

Un orifice s'adaptant mal à la bouche, une trop grande quantité d'air s'introduisant dans le réservoir, une soupape ne fonctionnant pas bien, un appareil imparfait, en un mot, et duquel sortent des vapeurs d'éther sans proportions déterminées, enfin, le peu d'habitude de se servir d'un bon instrument, voilà évidemment autant de causes d'insuccès ou d'accidents.

Du perfectionnement des apparcils.

En effet, il est à remarquer que les succès ont été constamment en rapport avec le perfectionnement des appareils.

En ce qui me concerne, je me suis servi de tous les instruments possibles, depuis ceux que j'avais ébauchés moi-même, jusqu'à ceux qui sont reconnus les meilleurs aujourd'hui, et la différence de leur mode d'agir sur les mêmes individus est extrêmement curieuse à observer.

2me Série.

Passons à un autre ordre de faits, afin d'accumuler les preuves que les insuccès et les accidents dépendent non seulement de l'imperfection des appareils, mais encore, et particulièrement, de la manière dont on s'en sert.

Premier genre d'expériences. — Si l'on fait aspirer pendant quelques instants à un sujet la dose
correspondante au n° 1, et qu'on ouvre spontanément le n° 3, le malade éprouve de la suffocation,
de la toux, il rejette au loin l'embouchure; mais il
n'en résulte que rarement des accidents nerveux
prolongés.

Deuxième genre d'expériences. — Si, après avoir
administré méthodiquement les deux premières
doses, on passe spontanément à la quatrième, les
phénomènes qui se produisent alors sont bien différents.

La secousse nerveuse qui résulte de cette épreuve
occasionne de la suffocation, de la toux, et le réveil
du sujet dans un état complet d'ivresse.

C'est alors que les accidents nerveux les plus
bizarres se font remarquer, car cette secousse
excite généralement soit une ivresse furieuse, soit
de singulières manifestations de tendresse.

Je sais que dans ce cas on conseille, assez généralement, d'ouvrir entièrement le robinet, afin de
stupéfier immédiatement le sujet; c'est, suivant
moi, un procédé sinon dangereux, au moins très
imprudent, ainsi qu'on le verra par la suite.

Il vaut mieux rendre les malades à la raison en
les exposant au grand air, moyen qui dissipe en un
instant l'effet des vapeurs d'éther; et comme, après

tout, ils ne se rappellent pas avoir souffert, ils n'hé-
sitent jamais à se soumettre de nouveau à l'é-
preuve, qui est alors toujours heureuse, si on les
éthérise convenablement.

Troisième genre d'expériences. — Si, après avoir
administré *méthodiquement* les trois premières doses, le sujet est devenu insensible, ainsi que cela
s'observe très souvent, et qu'on passe nonobstant
à une dose plus élevée, on remarque de la suffocation, de la toux, un relâchement total des muscles,
ou bien, au contraire, une contraction plus ou moins
violente de ces organes, suivant les individus.

Si l'on persiste, la glotte ne fonctionne bientôt
plus; et, la salive emplissant la bouche et l'arrière-
bouche du sujet, l'asphyxie ne serait-elle pas im-
minente si l'on insistait davantage?

Il faut donc opérer aussitôt que l'insensibilité est
constatée.

Si une opération de longue durée nécessite la
prolongation des effets des vapeurs d'éther, il faut
avoir bien soin, alors que l'état du patient l'indique, de favoriser l'écoulement des mucosités qui
encombrent la bouche, avant d'y replacer l'embouchure.

Quatrième genre d'expériences. — Si, après avoir
administré *méthodiquement* les trois premières do-

ses, et avoir obtenu l'insensibilité des sujets, on ouvre néanmoins et spontanément le robinet à la dose la plus forte, c'est-à-dire jusqu'à la lettre O, il se manifeste instantanément une toux violente de suffocation, et, ce qui offre plus de gravité, il survient un état congestionnaire de la face qui est inquiétant.

Dans ce cas encore, ne serait-il pas à craindre, si l'on insistait, de mettre la vie du malade en danger, par une complication d'apoplexie et d'asphyxie?

Cinquième genre d'expériences. — Si l'on soumet spontanément et sans transition un sujet à la plus forte dose de vapeur d'éther que puisse fournir l'appareil en question, il se déclare tout d'abord une toux de suffocation très violente ; le patient se débat, et veut se soustraire à cette espèce de supplice.

Si on le retient par force, alors la face se congestionne, les yeux s'injectent, les pupilles se dilatent, et il tombe presqu'à l'instant dans un état de stupéfaction et d'insensibilité complète.

Causes des céphalalgies, fièvres nerveuses, etc., etc.

Plusieurs chirurgiens donnent la préférence à

la manière d'éthériser dont je viens de parler. Est-elle bien prudente?

L'aspect des malades indique que non !

Si elle est sans inconvénients chez quelques uns, chez d'autres elle détermine des accidents très graves, tels que dés céphalalgies intenses, des fièvres nerveuses (1), un engourdissement prolongé, une indisposition qui dure souvent plusieurs jours, et d'autres dérangements plus ou moins redoutables pour la santé.

Par une éthérisation méthodique on est toujours sûr d'éviter la production de pareils accidents.

Résumé de ce qui précède. — Préceptes.

Ainsi, des observations précédentes il résulte :

1° Que pour administrer avec succès les vapeurs d'éther, et obtenir sans aucun danger l'insensibilité des sujets qu'il s'agit d'opérer, il est absolument nécessaire d'admettre certains préceptes, et de suivre une méthode déterminée, ce à quoi on n'a pas fait une assez grande attention jusqu'ici ;

(1) Le docteur Olivier Raulin, s'occupant spécialement du traitement des affections nerveuses, m'a soumis des idées entièrement neuves au sujet de la cure de ces maladies. J'ai été à même d'apprécier très souvent l'éfficacité de sa méthode.

2° Que cette méthode consiste d'abord à savoir juger d'un coup d'œil la constitution et la nature des sujets qu'il faut éthériser, puis à administrer les vapeurs d'éther en conséquence, c'est-à-dire par doses entières ou fractionnées suivant le cas ;

3° Qu'il faut s'étudier à saisir le moment précis où il convient d'augmenter les doses pendant l'administration des vapeurs d'éther, et celui où il convient de s'arrêter ;

4° Qu'il est nécessaire de prendre certaines précautions, et de savoir s'abstenir d'éthériser dans quelques cas particuliers ;

5° Qu'entre des mains sages, prudentes et expérimentées, les vapeurs d'éther n'offrent pas le moindre inconvénient, de même qu'une locomotive bien construite est sans danger entre les mains d'un conducteur habile ;

6° Enfin, qu'il ne suffit pas de posséder un appareil plus ou moins parfait, mais qu'il faut préalablement étudier avec le plus grand soin la manière dont on doit le diriger.

De la plénitude d'estomac.

Parmi les dispositions particulières qui doivent contr'indiquer l'emploi des vapeurs d'éther, il en est une dont il n'a pas encore été fait mention : c'est l'état de plénitude dans lequel peut se trouver l'estomac des sujets qui se présentent pour être éthérisés. Là, cependant, se trouve une des principales causes d'insuccès et d'accidents.

Qu'on le sache et qu'on se le rappelle, l'inspiration de l'éther trouble et même suspend les fonctions digestives.

Quand il s'agit de pratiquer une opération de quelque importance, on a toujours soin de prescrire la diète; mais lorsque cette opération ne présente pas de gravité, on croit pouvoir se dispenser de prendre cette précaution; elle est cependant indispensable lorsqu'on appelle l'éthérisation à son aide.

Je ne puis que répéter ici ce que j'ai déjà écrit à ce sujet dans un précédent opuscule :

« S'il me semble toujours prudent de prendre
» en considération l'état de santé du malade et la
» nature de sa constitution, je dois déclarer que,
» depuis quelque temps, j'ai éthérisé des personnes
» de tout âge et de tempéraments très différents,
» sans qu'il en soit résulté le moindre accident.
» Toutefois, il m'a paru nécessaire de ne soumettre
» les malades à l'éthérisation que long-temps après
» qu'ils auront mangé, car j'ai toujours remarqué
» que, dans le cas contraire, les inspirations sont
» plus pénibles, l'insensibilité plus difficile à ob-
» tenir, et que des vomissements sont pres-

» que toujours occasionnés par suite de l'éthérisa-
» tion. »

Un grand nombre d'observations ultérieures me
conduisent à insister particulièrement sur la né-
cessité d'imposer la diète aux sujets qu'il s'agit
d'opérer à l'aide des vapeurs d'éther, car, sans une
vacuité complète de l'estomac, on doit redouter
tous les accidents qui accompagnent une indiges-
tion. J'ai aussi observé que, lorsque les sujets ont
mangé, l'action de l'éther est beaucoup moins puis-
sante.

De la position à donner aux malades.

Je dois encore noter comme cause d'insuccès et
d'accidents la mauvaise position qu'on aura fait
prendre aux malades pour les éthériser.

Je rapellerai encore ici ce que j'ai déjà écrit ailleurs.

« Il ne saurait être indifférent de faire prendre au
» malade telle ou telle position. Les vapeurs d'é-
» ther déterminant toujours, en effet, une sécrétion
» considérable de salive, et la formation de muco-
» sités abondantes, on comprend facilement que,
» si la tête est renversée en arrière, il peut sur-
» venir les accidents les plus graves de suffoca-
» tion. »

On les prévient aisément en maintenant les sujets dans une position perpendiculaire, et en leur recommandant, en commençant, d'avaler leur salive, habitude qu'ils prennent et qu'ils conservent alors, pendant tout le temps de l'épreuve.

De l'entourage des malades pendant l'éthérisation.

On sait qu'en général pendant l'éthérisme, des rêves plus ou moins bizarres viennent occuper l'imagination.

A mesure que l'effet des vapeurs d'éther se dissipe, les idées, d'abord confuses, finissent peu à peu par se classer de nouveau; les fonctions des organes de la vue et de l'ouïe, obscures d'abord, recouvrent bientôt toutes leurs facultés; mais, dans le premier moment, l'attention des sujets étant entièrement absorbée par les rêves qu'ils viennent de faire, et rapportant à ces rêves'tout ce qui se passe autour d'eux, on conçoit aisément, par exemple, l'embarras et même la confusion qui se manifestent chez quelques uns, lorsqu'à leur réveil ils se voient entourés d'une nombreuse assemblée.

Celui ci, s'imaginant qu'il vient de lui arriver un accident, est pris d'une frayeur qu'on a souvent beaucoup de peine à calmer;

Celui-là, se réveillant au moment où il croyait se quereller, pense qu'on veut le retenir de force dans le cercle au milieu duquel il se retrouve, entre en fureur, et cherche à se livrer un passage avec brutalité; etc., etc.

J'ai donc tout lieu de penser que l'assistance de deux ou trois personnes seulement est préférable à celle de nombreux spectateurs.

De la pureté de l'éther.

On a expérimenté les différents éthers, et il en est résulté que le sulfurique seul produit des résultats complétement satisfaisants. On ne saurait donc faire une trop grande attention à n'employer que de l'éther sulfurique parfaitement rectifié, car les matières étrangères contenues dans cette substance, et absorbées avec elle, semblent déterminer une excitation nerveuse qui compromet le succès.

De l'écoulement du sang dans l'estomac
APRÈS LES OPÉRATIONS PRATIQUÉES DANS LA BOUCHE.

On a avancé que le sang se liquéfiait par l'administration des vapeurs d'éther, et que, par conséquent, l'écoulement de ce liquide était plus considérable après une opération pratiquée à l'aide de ce procédé.

Le but que je me propose n'étant pas de traiter le côté scientifique de la question, je ne discuterai pas cette opinion ; me bornant aux faits pratiques, je dirai que je n'ai pas remarqué une différence sensible entre la durée de l'écoulement du sang, soit que j'aie exécuté des opération avec l'éther, soit que je n'aie pas eu recours à ce moyen.

Mais, ce qu'il faut éviter avec le plus grand soin, c'est de laisser le sang s'introduire dans l'estomac après les opérations pratiquées dans la bouche : car j'ai toujours remarqué qu'alors le réveil se faisait attendre beaucoup plus long-temps, qu'un accablement général lui succédait, que le *facies* pâlissait, et que le malade ne se trouvait soulagé que lorsque des vomissements survenaient et le débarrassaient.

Ces vomissements, qui se produisent très souvent pendant que les sujets sont encore entièrement insensibles, viennent confirmer l'opinion de ceux qui pensent que l'éther n'influence pas de la même manière les nerfs de la vie organique et ceux de la vie animale.

Bien que cet accident n'offre généralement pas de gravité, on conçoit qu'il rend l'éthérisation moins satisfaisante, surtout si on y a eu recours pour des opérations de peu d'importance.

En penchant immédiatement en avant la tête des opérés, on prévient tout accident de cette nature.

Des excitants employés

DANS LE BUT D'ABRÉGER LA DURÉE DE L'ÉTHÉRISME.

Pour hâter le retour de la sensibilité, quelques praticiens ont proposé de faire prendre un peu de vin aux sujets éthérisés.

Je ne partage pas leur avis, car en général, dans ce cas, les toniques provoquent une violente réaction nerveuse.

Le contact de l'air frais, des compresses imbibées d'eau froide, et appliquées sur le visage, l'inspiration des vapeurs d'ammoniaque, placées à quelque distance des narines : tels sont les moyens suffisants.

L'usage des toniques à l'intérieur ne paraît indiqué que dans quelques cas exceptionnels où le sommeil se prolonge au delà des limites ordinaires.

Pour ranimer les malades qui restent encore encore engourdis malgré le réveil, quelques cuillerées de café à l'eau très chaud réussissent à merveille.

Les malades éthérisés souffrent-ils

PENDANT LES OPÉRATIONS QU'ILS SUBISSENT?

Une grande question se présente ici naturelle-
ment

Pendant les opérations chirurgicales, les sujets
éthérisés n'éprouvent-ils pas des douleurs dont ils
perdent le souvenir au réveil? ou bien sont-ils
véritablement insensibles?

De l'ivresse éthérée.

*Oui, certainement, les malades souffrent et ou-
blient, lorsqu'ils ne sont que plongés dans l'ivresse
éthérée, c'est-à-dire lorsqu'on les opère pendant la
deuxième période seulement de l'éthérisation.*

Ils donnent trop de signes de sensibilité pour
qu'on puisse oser nier qu'ils sentent. Sortis de cette
ivresse, il est vrai, ils prétendent n'avoir pas souffert, mais tout prouve qu'en réalité ils étaient sensibles.

Avouons, toutefois, qu'au besoin on aurait pu se
contenter d'un semblable résultat.

En effet, pouvoir soustraire un individu à l'appréhension déjà si pénible de la douleur, et lui enlever jusqu'au moindre souvenir de ses souffrances, qui ne laissent même pas dans son esprit la trace d'un mauvais rêve, n'était-ce pas déjà bien beau ?

De l'éthérisation parfaite.

Mais, on ne peut en douter, *les malades sont entièrement insensibles et ne souffrent en aucune façon pendant les opérations, lorsque l'éthérisation, bien conduite, est poussée jusqu'à la troisième période.*

Si nous n'en avions la preuve bien certaine dans les rapports des individus qui, tout en perdant la sensibilité, conservent l'intelligence, nous la trouverions dans l'inaction des sujets complétement éthérisés, et dans l'expression de béatitude généralement peinte sur leur visage pendant qu'on pratique sur eux les plus douloureuses opérations.

Je dois dire au reste, ce qui est fort remarquable, que les malades enivrés seulement par les vapeurs d'éther, aussi bien que ceux qui ont été complétement éthérisés, sont tout aussi disposés les uns que les autre, à se soumettre de nouveau à ce procédé ; tant les souffrances des uns ont laissé

peu de trace dans leur esprit, tant les autres se
trouvent heureux de n'avoir pas souffert.

Des cris que les malades éthérisés profèrent pendant l'opération.

Mais, me dira-t-on, comment se fait-il donc, si
les sujets éthérisés ne souffrent pas, qu'ils crient
quelquefois pendant qu'on les opère ?

Je pourrais répondre par cette autre question :
Comment se fait-il que souvent aussi ils ne crient
pas, et que ce sont, pour la plupart du temps, ceux
sur lesquels on pratique les opérations les plus
douloureuses, qui donnent précisément le moins
de signes de douleurs? Mais je crois avoir trouvé
et pouvoir indiquer le véritable motif de ce phé-
nomène, qui paraît étrange au premier abord.

D'une part, il n'y a rien d'étonnant à ce que
les individus enivrés seulement par l'éther crient
pendant qu'on les opère, puisqu'ils souffrent réelle-
ment.

D'autre part, si les sujets complétement éthérisés sont insensibles, leur insensibilité n'est cependant pas comparable à celle de la mort; il est
chez eux certaines parties du système nerveux qui
vibrent encore : nous en avons la preuve dans les

rêves qu'ils font souvent pendant qu'ils dorment du sommeil éthéré.

Dans cet état, le cerveau peut donc encore percevoir, sans qu'il s'en rende compte, il est vrai, une commotion au moment où, par une opération quelconque, le système nerveux reçoit une secousse violente. L'instinct seul de la conservation ne suffit-il pas alors pour arracher des cris aux malades ?

Réfléchissons donc, et nous comprendrons qu'il n'est pas besoin de souffrir pour crier. Un coup de fusil tiré près de nous, une planche qui tombe, le moindre bruit inattendu, un simple attouchement du bout du doigt, nous font pousser un cri. Avons-nous souffert ? Évidemment non ! nous avons simplement été surpris.

Preuves à l'appui de ce qui précède.

Malgré le grand nombre de faits que j'ai pu observer, et qui tendent à prouver que la secousse produite sur le système nerveux par le premier temps des opérations est la seule cause des cris des malades rendus insensibles par les inhalations d'éther, je n'en citerai qu'un bien concluant :

Une jeune fille souffrant beaucoup de deux

dents cariées et de cinq racines vint me prier de lui en faire l'extraction.

Je l'éthérise en présence des docteurs Bertin, O. Raulin, Villette, Coquer; de M. Accault, pharmacien, et d'un grand nombre d'autres personnes.

Lorsque l'insensibilité est bien constatée, j'opère l'extraction d'une des dents cariées. A ce moment la malade pousse un grand cri ; je crois qu'elle a souffert, et je me dispose à l'éthériser davantage. Mais, m'apercevant qu'elle ne présente encore aucune apparence de sensibilité, j'ôte la seconde dent, j'extrais les cinq racines coup sur coup, et, au grand étonnement des assistants, la jeune patiente ne donne plus aucun signe de douleur. Elle déclare, à son réveil, ne pas comprendre pourquoi elle a pu crier, car, dit-elle, elle n'a absolument rien senti.

Que s'était-il donc passé pour la première dent, dont l'extraction avait été infiniment moins douloureuse que le reste de l'opération ?

Eh ! mon Dieu, ce qui ce passe lorsqu'un bruit ou un attouchement même léger, mais inattendu, fait éprouver à notre système nerveux une certaine vibration qui nous arrache un cri, que nous pourrions appeler cri d'instinct ou de surprise, car il s'échappe sans que la réflexion y participe le moins du monde. Si ce bruit se renouvelle plusieurs fois de suite, nous ne crions plus.

Règle générale.

D'après les résultats que j'ai obtenus de l'éthérisation, je n'hésite pas un instant à poser en règle générale que :

En administrant méthodiquement les vapeurs d'éther, on évite toute crise nerveuse grave et tout accident consécutif à l'éthérisation.

Des mouvements nerveux

PROVENANT DE L'ÉTAT DANS LEQUEL SE TROUVE L'IMAGINATION DES MALADES.

Les mouvements nerveux qui parfois surviennent pendant une éthérisation méthodique n'ont aucune gravité, car ils ne dépendent absolument que de l'état d'inquiétude dans lequel se trouve l'imagination des sujets.

Combien d'individus pusillanimes ou impressionnables éprouvent une crise nerveuse à la seule pensée de subir la plus légère opération !

L'émotion chez les personnes qui se soumettent en tremblant à l'éthérisation peut donc quelquefois produire des mouvements nerveux.

Mais on comprend très bien la différence immense qui existe entre ces mouvements, résultat de la peur, lesquels ne peuvent avoir aucune suite fâcheuse, et ces crises de nerfs produites par une mauvaise administration des vapeurs d'éther, qui agissent alors comme *toxique*.

Moyens de prévenir les mouvements nerveux

OCCASIONNÉS PAR L'ÉTAT DE L'IMAGINATION.

Lorsque des mouvements nerveux trop violents se produisent pendant une éthérisation méthodique, il est sage de suspendre l'épreuve, de rassurer le malade, de lui faire comprendre qu'il ne court aucun risque, que la crainte seule l'agite ; et comme il reconnaît qu'en effet il ne souffrait pas, il est le premier à demander la continuation de l'éthérisation.

Si néanmoins l'émotion d'un sujet qui se présente pour être éthérisé paraît trop vive, il est mieux de l'engager à aspirer, comme essai, les deux premières doses seulement, et d'ajourner l'éthérisation définitive.

Je n'ai eu qu'à me féliciter d'avoir fait cette proposition aux individus craintifs : car, lorsqu'ils s'aperçoivent qu'ils ne sont nullement incommodés par l'administration de ces deux premières doses, ils manifestent presque toujours le désir de pousser l'épreuve jusqu'au bout. Il semble qu'un charme étrange, qui pourrait bien n'être que de la curiosité, retient leur bouche clouée à l'embouchure de l'appareil, du moment qu'ils se sont décidés à l'y appliquer.

Conclusion.

En résumé, si l'on suit une méthode, l'éthérisation est la plus utile et la plus admirable des inventions; sans méthode, au contraire, elle est et passera long-temps encore pour une découverte imparfaite aux yeux de beaucoup de gens.

De l'éthérisation appliquée à la chirurgie dentaire.

Relativement à la spécialité que j'exerce, l'emploi des vapeurs d'éther m'a été fort utile, car il m'a permis d'entreprendre certaines opérations fort graves auxquelles il m'eût fallu renoncer sans leur secours.

Outre l'avulsion immédiate de plusieurs dents, pratiquée sur les mêmes individus qui n'auraient pu que difficilement en supporter les douleurs dans l'état ordinaire, je dois à ce moyen d'avoir réussi à extraire un grand nombre de racines profondément cachées dans l'intérieur des alvéoles, et pour l'extirpation desquelles il m'a fallu faire des recherches pénibles et des efforts incroyables, au moyen des leviers les plus puissants.

Sans l'insensibilité dans laquelle étaient plongés les malades, ces opérations eussent été impraticables, et les maladies de bouche qui existaient n'auraient pu être guéries.

En supposant même qu'un chirurgien eût osé les tenter, une fièvre consécutive serait infailliblement survenue, ce qui n'est jamais arrivé lorsque j'ai appelé à mon aide l'emploi de l'éther. Je pense que cette observation est bonne à noter.

L'excision de gencives fongueuses, des dissections

minutieuses, des cautérisations de toutes sortes, l'excision de plusieurs couronnes de dents cariées; la destruction, ordinairement si pénible, des nerfs dentaires, pour la pose des dents à pivot; en un mot, toutes sortes d'opérations ordinairement fort douloureuses, je les ai pratiquées, avec un plein succès, à l'aide des vapeurs d'éther, et sans qu'il en soit résulté le moindre accident, le moindre inconvénient, ni la plus légère souffrance pour mes opérés.

Est-ce une raison pour user de l'éther à tout pro-pos? Non! ce serait en abuser.

Quelque inoffensif que soit ce moyen, on ne doit, suivant moi, l'employer qu'autant que la gravité de l'opération l'indique, ou que le caractère craintif des sujets en fait un auxiliaire utile.

Je répéterai encore ici ce que j'ai écrit ailleurs, en combattant l'opinion de ceux qui pensent que l'extraction des dents est une opération trop peu importante pour employer l'éthérisation :

« J'admets volontiers que toute personne assez
» courageuse pour supporter la douleur qui ac-
» compagne toujours l'extraction d'une dent n'aura
» pas besoin de réclamer les bénéfices de l'éthéri-
» sation, car alors le courage tiendra lieu d'insen-
» sibilité. Mais, dans le cas où certains malades,
» comme j'en ai vu beaucoup, préféreraient souf-

» frir des mois entiers, passant des nuits sans dor-
» mir, et se privant de tous plaisirs, plutôt que de
» subir cette opération ; je le demande à tout être
» raisonnable, ne sera-ce pas ici le cas de faire
» usage de ce procédé ? »

Je serais heureux si mes observations pou-
vaient contribuer à éclairer une question qui
intéresse à un si haut degré la science et l'humanité, et à propager une découverte moderne qui
fait du chirurgien UN DIEU.

FIN.

Paris.—Imprimerie de Guiraudet et Jouaust, rue S.-Honoré, 315.